한국인의 웰다잉 가이드라인

Well-Dying Guideline

ⓒ한국죽음학회 한국인의 웰다잉 가이드라인 제정위원회 지음

최준식 | 학회장, 이화여자대학교 한국학과 교수 _위원장

정현채 | 서울대의과대학 내과학교실 교수, 서울대학교병원 소화기내과 _의학 분야

박복순 | 을지대학교 장례지도학과 교수, 한국장묘문화개혁 범국민협의회 사무총장 _장묘 분야

이찬수 | 강남대학교 교수, 종교문화연구원장 _종교철학 분야

홍진의 | 서울대학교병원 호스피스실 간호사 _호스피스 분야

전병술 | 전 건국대학교 철학과 학술연구교수 _사별·애도 분야

한국죽음학회　www.kathana.or.kr

한국인의 웰다잉 가이드라인

한국죽음학회 지음

차례

한국인의 웰다잉 가이드라인 | 머리글 7

죽음의 준비, 병의 말기 진단 전에 해야 할 일 13

말기 질환 사실을 알리는 바람직한 방법 23

말기 질환 판정을 받은 환자에게 도움이 되는 글 47

말기 환자를 돌보는 가족에게 도움이 되는 글 55

임종 직전, 죽음이 가까웠을 때의 증상 61

떠나는 것 받아들이기와 작별인사 75

망자 보내기, 장례 83

고인을 보낸 이의 슬픔을 치유하는 데 도움이 되는 글 97

● 부록

유언장 113

사전의료의향서 121

한국인의
웰다잉 가이드라인

머리글

나는 죽음을 어떻게 맞이할 것인가?
사랑하는 가족과 친구의 죽음을 어떻게 바라보아야 하는가?

이러한 물음은 인간으로 살아가는 한 가장 중요한 문제임이 틀림없습니다. 그런데 한국인 대부분은 죽음을 애써 외면하거나 부정하고 때론 혐오하는 태도마저 보이곤 합니다. 그 때문에 한국인은 죽음을 제대로 준비하지 못하고 '현실'로서의 '죽음'을 끝까지 미루다 갑자기 자신이나 사랑하는 이의 죽음에 직면하게 됩니다.

평소 아무 준비 없이 죽음을 맞이하면 자신이나 가족이 불필요한 고통과 재정 낭비를 겪게 됩니다. 특히 임종자는 인간으로서 존엄하게 생을 마칠 기회를 잃어버릴 수 있기에 더없이 안타까울 수밖에 없습니다.

이렇게 된 것은 사회가 많이 변했기 때문입니다. 과거 전통 사회에서는 죽음이란 혼자 겪는 사건이 아니었습니다. 당시에는 사람이 죽으면 집안과 마을 전체가 참여했기에 마을에서 정한 규범대로 진행하기만 하면 별다른 문제가 없었습니다. 그때는 나름대로 삶을 잘 마무리할 과정이 있었던 것입니다.

그러나 지금은 일상생활이 도시화함에 따라 이러한 전통 규범이나 조례들이 사라지고 말았습니다. 그 결과 개인과 각 가정에선 공동체의 지원 없이 핵가족 단위로 죽음을 맞이하게 되었습니다.

이같이 별다른 사회 규범이 없는 상태에서 죽음을 맞이해야 하는 한국인들은 죽음의 준비가 거의 되지 않은 채, 자신이나 가족의 죽음을 맞이하곤 합니다. 당황과 고통에 휩싸여 허둥대다가 자신의 삶을 제대로 정리하지 못하고 황망하게 생을 마치게 되는 것이 지금 우리의 실정입니다.

특히 요즘은 삶의 마지막 순간을 대부분 집이 아닌 병원에서 맞이합니다. 그 때문에 죽음을 삶의 한 과정으로 받아들이기보다 일상에서 격리된 채 일어나는 하나의 불행한 사건으로 생각하게 되었습니다.

그런가 하면 우리 한국인들은 내세를 인정하지 않는 경향이 강하고, 그 영향으로 삶에 유달리 강한 집착을 보입니다. 상대적으로 한국인들이 다른 나라 사람보다 죽음을 외면하고 부정하는 경향이 강한 것은 이 때문입니다. 따라서 노환이나 병 혹은 사고로 건강을 되찾을 수 없는 비가역적非可逆的인 상태에 들어갔을 때, 한국인들은 대부분 죽음을 준비하기보다는 무작정 삶을 연장하는 쪽으로 나아가려 합니다.

그러나 삶을 무의미하게 연장하려는 것은 '생명체는 반드시 죽는' 자연스러운 생명 과정을 무시하는 처사입니다. 인간은 생명체이기에 임종에 처해 삶을 잘 정리하고 자신의 죽음을 온전하고 존엄하게 맞이할 권리가 있습니다.

그런데 안타깝게도 한국인들은 죽음을 자연스럽게 맞이하기보다 억지로 당하는 사건으로 생각해 준비하지 않으려 합니다. 따라서 임종자는 존엄하게 생을 마치고, 가족이나 의료진은 그 임종자가 편안하게 마지막 순간을 보낼 수 있도록 안내해줄 가이드라인을 제정하는 일은 대단히 긴요한 일입니다.

이에 한국죽음학회는 인간의 죽음과 죽어감 death and dying의 과정을 단계별로 구분해 임종자와 그 가족, 의료진들이 취해야 할 기본적인 태도와 알아야 할 지식을 정리해 많은 이들이 활용할 수 있도록 소책자로 묶어 세상에 내놓게 되었습니다.

모쪼록 이 소책자가 그동안 죽음을 제대로 준비하지 못한 임종자는 물론, 뜻하지 않게 사랑하는 가족의 죽음을 맞이하게 된 개인, 그리고 이들을 의료상으로 보살피는 의료진들에게 도움이 되었으면 합니다. 한 인간의 '존엄한 마지막 삶'인 '죽음'을 더 값지게 받아들이고 준비하는 데에 이 소책자가 귀하게 쓰였으면 하는 바람입니다.

_한국죽음학회 '한국인의 웰다잉 가이드라인 제정위원회'

인간이 죽어가는 과정에서 가장 중요한 일은
환자의 상태가 다시 건강한 상태로
되돌아갈 수 있느냐 없느냐를 판단하는 것입니다.
왜냐하면, 죽음의 당사자가 비가역적非可逆的인 상태
혹은 말기 질환의 상태에 돌입했느냐
그렇지 않으냐에 따라 죽음을 준비하는 양상이
많이 달라지기 때문입니다.
우선 건강을 되찾을 수 없는 말기 질환의 상태로
들어가기 전 단계와 그 후의 단계로 나눠
무엇을 어떻게 준비해야 하는지 살펴보겠습니다.

죽음의 준비, 병의 말기 진단 전에 해야 할 일

유언장 작성

일반적으로 말기 질환 상태란 병이나 사고로 다시는 건강을 되찾을 수 없게 된 때를 말합니다. 여기에서 말기 질환이란 수술이나 항암 치료 등의 요법이 효과가 없어 수개월 내에 사망이 예상되는 질환을 뜻합니다.

이와 같은 말기 질환 상태로 들어가기 전에 꼭 해야 할 중요한 일 가운데 한 가지가 바로 유언장을 쓰는 일입니다. 유언장은 말기 질환 상태에 들어가서도 쓸 수 있지만, 가능한 한 건강할 때 평소의 생활 감각으로 쓰는 게 좋습니다. 아울러 주기적으로 유언장의 내용을 점검하고 필요할 때 보충하거나 바꾸는 것도 중요합니다.

통장은 가족에게 물질을 남기지만 유언장은 가족에게 마음을 남깁니다. 유언장은 가족에게 남기는 실질적이고 감정적인 배려입니다. 또 유언장을 남기지 않은 채 세상을 떠나면 여러 면에서 가족에게 혼란을 줄 수 있습니다. 우리는 고인이 떠난 후 유산이나 유품 정리 같은 문제를 두고 가족들이 갈라서게 되는 것을 종종 봅니다. 아울러 통장이나 휴대전화의 비밀번호처럼 중요하지 않을 것 같은 것들도 가족에게 알리지 않으면, 사후에 예기치 않은 문제가 생길 수 있습니다.

유언장을 쓸 때는 지나치게 감상에 젖기보단 남은 가족에게 필요한 정보를 빠트리지 않고 전하는 것이 중요합니다. 그뿐만 아니라 가족이 유언장의 소재를 알 수 있게 반드시 그 보관 장소를 알려줘야 합니다.

유언장을 작성할 때 가장 유의할 점은 유언장의 법적 효력입니다. 개인의 유언장은 자필로 쓰면 별도의 공증 절차 없이 법적인 효력을 갖습니다. 그러나 회사와 같은 공적인 단체에 관한 유언을 남기려면 반드시 유언장을 공증해야 법으로 보호받을 수 있습니다.

개인의 유언장은 민법 제1066조에 따라 다섯 가지 필수 요건이 충족되어야 합니다. 다섯 가지는 내용, 날짜, 주소, 성명, 날인입니다. 이를 유언자가 모두 직접 썼을 때만이 유효합니다. 다른 이가 대필하거나 워드프로세서로 작성해 출력한 것은 무효입니다. 또 일부라도 다른 사람이 작성하면 효력이 없습니다. 따라서 반드시 개인이 자필로 써야 합니다. 날인은 인장 혹은 도장을 찍는 것을 말하는데 이것은 타인이 찍어도 되며 반드시 인감도장일 필요는 없습니다. 아울러 엄지손가락 등으로 하는 무인拇印도 가능합니다.

유언장에 들어갈 내용

책 뒷부분에 실제 활용할 수 있는 유언장 작성 방법과 직접 써서 보관할 수 있는 유언장 양식을 준비해두었습니다.

임종 방식

* 희망하는 임종 장소가 있다면 밝혀두시기 바랍니다.
* 시신 기증이나 장기 기증을 했다면 자세한 정보를 남겨야 합니다.

장례 방식

* 희망하는 장례 방식(종교예식과 장소 등)이 있다면 밝혀두시기 바랍니다.
* 종합 상조에 가입했다면 정확한 정보를 기록해두어야 합니다.
* 장례식에 초청할 사람들의 범위와 연락처를 밝혀놓으면 좋습니다.
* 사후死後 제사나 추모제를 어떻게 했으면 좋겠다는 내용이 있다면 밝혀두시기 바랍니다.

유산

* 유산과 유물의 처리는 구체적으로 정확하게 밝혀두어야 합니다.
* 유산을 기부했거나, 할 예정이라면 구체적으로 밝혀두어야 합니다.

Well Dying

금융 정보

* 신분증(주민등록증, 운전면허증, 여권)과 도장 등의 소재지를 밝혀두시기 바랍니다.
* 현금과 예금통장, 신용카드 등의 개인 금융 정보를 구체적으로 밝혀두어야 합니다.
* 주식이나 금융상품, 채권 목록, 국민연금 현황 등도 사실대로 밝혀두시기 바랍니다.
* 부동산 권리증서나 채무 관련 증서의 소재지 등도 빠짐없이 밝혀두어야 합니다.
* 세금 영수증이나 자동차등록증의 보관 장소도 밝혀두시기 바랍니다.

- 현행법상 사망진단서를 금융감독원에 제출하면 상속인이나 상속인의 대리인이 고인의 금융 정보를 모두 열람할 수 있지만, 유언장에 사실관계를 정확하게 밝혀놓으면 유족이 혼란과 수고 없이 정리를 할 수 있습니다.

죽음의 준비, 병의 말기 진단 전에 해야 할 일

남기고 싶은 이야기

가족이나 친구, 멀리 사는 누구에게라도 직접 만나 말로는 다하지 못할 이야기가 있다면 유언장에 밝혀둡니다.

사전의료의향서 advance directives 작성

구체적인 작성 방법과 양식을 책 뒤에 실어놓았습니다.

우리는 누구나 병이나 뜻하지 않은 사고로 의식 불명 상태가 됐을 때, 어떤 의료행위를 받을 것인가를 미리 지정해놓을 수 있습니다. 그러나 이것을 문서로 작성해놓지 않으면 자신이 원하지 않는 연명치료가 시행되어 본인의 뜻과는 다르게 임종 시 인간으로서의 품위와 존엄성이 손상될 수도 있습니다.

그뿐만 아니라 문서를 남겨놓으면, 회복할 수 없는 상태에서 값비싼 생명 연장 장치와 의료서비스가 남용되는 것을 방지할 수 있습니다. 따라서 사전의료의향서를 작성해놓으면 환자 자신은 고통을 줄여 존엄한 임종을 맞을 수 있으며, 가족들은 임종자를 편안하게 보낼 수 있고 동시에 의료비 부담도 줄일 수 있습니다.

죽음의 준비, 병의 말기 진단 전에 해야 할 일

사전의료의향서를 미리 써놓았다면 상관없지만, 혹시 이 문서를 작성하지 않았다 할지라도 의식이 있을 때 이 문제로 가족들과 충분히 의사소통하는 것이 좋습니다. 만일 가족이 본인의 뜻을 확실하게 알지 못하면 본인의 의사와는 무관하게 의식불명 상태에서 연명만을 위한 의료 조치가 이뤄질 수 있기 때문입니다.

그러나 환자가 평소에 자신의 의사를 충분히 밝혀둔다면 의료진은 환자가 의식불명 상태에 들어갔을 때, 환자의 가족과 협의하여 환자의 뜻을 존중하는 의료 행위를 제공할 수 있게 됩니다. 이때에도 가족들은 의료진에게 환자의 평소 뜻이 어떠했는가를 충분히 설득력 있게 밝혀야 합니다.

Well Dying

사전의료의향서에서 다루는 내용은 주로 심폐소생술을 비롯한 연명치료입니다. 심폐소생술은 기능이 멈춘 심장과 폐를 다시 살리려는 응급조치를 말하는 데, 사전의료의향서에는 심폐소생술의 실시 여부를 본인의 희망에 따라 적게 됩니다. 그 외에도 진통제 치료나 인공 투석과 같은 연명치료에서 자신이 어떤 항목을 원하는지 혹은 원하지 않는지 적을 수 있습니다.

그러나 이 의향서는 본인의 뜻에 따라 언제든지 철회할 수 있습니다.

말기 질환 사실을 알리는 바람직한 방법

긍정적이고 적극적으로
죽음과 죽어감을 받아들이기

환자의 질환이 말기 상태라는 것은 어떤 치료로도 건강을 되찾을 수 없어 수개월 내에 사망할 것이 예상되는 상태를 말합니다. 이때 가장 중요한 일은 그 사실을 언제 어떻게 환자에게 알리느냐는 것입니다.

환자가 말기 질환으로 죽는다는 사실을 알게 되는 양상에는 다음과 같은 몇 가지 유형이 있습니다.

폐쇄형

우선 의료진이나 가족이 환자에게 말기 질환이라는 것을 고의적으로 알리지 않는 경우입니다. 자신이 죽어가고 있다는 사실을 전혀 모르는 '폐쇄형'으로, 가족이나 환자가 죽음을 마주하기 꺼릴 때나 죽음을 부정하고자 할 때 나타나는 유형입니다.

의심형

다음으로 '의심형' 환자가 있습니다. 자신이 죽어가고 있다는 사실을 눈치채고 가족과 의료진에게 정확한 정보를 알아보려 하지만 모두가 쉬쉬합니다. 이것은 '폐쇄형'과 비슷하나 환자가 어느 정도 자신의 상태를 눈치 채고 있다는 점에서 차이가 있습니다.

말기 질환 사실을 알리는 바람직한 방법

외면형

마지막으로 '외면형' 환자가 있습니다. 환자 자신을 포함해 주위의 모든 사람들이 환자의 죽음이 임박했다는 것을 알고 있으나, 애써 서로 모른 척 하며 이에 관한 솔직한 대화를 회피하는 유형입니다.

Well Dying

위의 유형들은 죽음의 고귀함에 비춰 그다지 옳지 않습니다. 이런 유형의 환자들은 곧 회복할 것이라고 착각한 채 임종을 맞을 수 있기 때문입니다. 환자는 가족과의 이별 시간을 제대로 가질 수 없고 자신의 삶을 마지막으로 정리하기 어려워집니다. 자신이 말기 질환에 걸렸다는 사실을 알지 못하면 생에 집착한 나머지 자신이 마무리해야 할 일들을 도외시하게 됩니다. 그뿐만 아니라 환자에게 끝까지 말기 질환이라는 사실을 숨기는 것은 인간의 기본 권리인 알 권리를 빼앗는 것이기에 가족이 두고두고 회한에 빠질 수 있습니다.

가족이 환자에게 말기 질환이라는 사실을 알리려 할 때 여러 가지 걱정과 주저함이 있겠지만, 실제로는 거의 모든 환자가 정확한 사실을 알고 싶어 합니다.

말기 질환 사실을 알리는 바람직한 방법

––

국립암센터에서 시행한 한 연구에선 환자의 96%가 정확한 사실을 알고 싶어 하는 것으로 조사되었습니다. 말기 질환이라는 사실을 듣는 초기에는 매우 혼란스러워하나, 시간이 가면서 환자들은 의료진과 가족의 도움을 받아 긍정적이고 적극적으로 인생을 의미 있게 마무리하고 싶어한다는 것입니다.

이때 중요한 것은 가족과 의료진의 지속적인 관심인데, 환자는 이로써 마음의 고통을 극복할 뿐만 아니라 남은 생에서 삶의 질을 높은 수준으로 향상시킬 수 있습니다.

Well Dying

그렇기에 말기 질환 환자들에게 사실을 있는 그대로 공개하는 것이 가장 올바르며 가장 좋습니다. 문제는 그 사실을 어떤 방식으로 환자에게 알리느냐는 것입니다. 국립암센터의 연구결과를 보면 거의 모든 환자들이 진단이 내려진 즉시 담당 주치의에게 사실을 듣고 싶어한다고 합니다. 이렇듯 환자의 요구에 호응하는 것이 가장 바람직합니다.

말기 질환이라는 사실을 알려줄 때는, 어떻게 전달하는가가 대단히 중요합니다. 환자 자신에게는 생명이 달린 문제이기에 의료진은 세심한 주의를 기울여야 합니다. 이렇게 의료진이 주의해야 할 사항으로 미국에서는 P-SPIKES라는 방법을, 일본에서는 SHARE라는 방법을 마련해 저마다 지침으로 활용하고 있습니다. 그러나 문화의 차이로 이 방법들을 그대로 한국 사회에 적용하기는 어렵습니다.

말기 질환 사실을 알리는 바람직한 방법

다음의 지침은 미국과 일본의 기존 방법을 참고해 한국 실정에 맞게 정리한 것입니다.

✢

현재 우리나라 진료 여건은 아래와 같은 의료 행위가 쉽지 않습니다만, 진료 체계의 개선 등이 이루어져 머지않은 장래에 가능하리라 봅니다. 앞으로 의료 정책을 입안하는 책임자나 진료를 담당하는 의사와 간호사 등이 모두 자신의 일로 생각하고 환자와 가족을 대하려 한다면 그 가능성은 더 커질 것입니다.

환자와 가족에게 말기 질환을 알릴 때 도움이 되는 글

의료진은 가장 먼저 환자를 안정시켜야 합니다.

환자는 의학 전문지식이 없고 수동적이며 낯선 병원 환경 때문에 불안해할 수밖에 없습니다. 따라서 의료진은 충분히 시간을 두고 환자나 가족이 말기 질환이라는 심각한 이야기를 들을 준비가 되었는지 확인해야 합니다.

실제로 담당 의사로부터 암이라는 진단을 듣는 순간 머릿속이 하얘져 그 이후에 의사가 한 이야기가 전혀 기억나지 않았다는 환자가 많습니다. 그렇다면, 환자에게 수술이나 적극적인 항암치료가 불가능한 말기암에 걸렸다는 사실을 전달할 때는 그 충격 정도가 더 심할 것입니다.

의사는 환자의 처지를 이해하고 자신이 전할 말을 잘 준비해 연습하는 것이 필요합니다. 소식을 전할 장소도 조용한 곳이어야 하고 다른 사람이나 휴대전화 등으로 방해받지 않는 장소여야 합니다. 손수건이나 티슈를 준비해 환자나 가족의 오열을 배려하는 지혜도 필요합니다.

말기 질환 사실을 알리는 바람직한 방법

의료진은 환자가 이해하고 받아들일 때까지 설명해줄 의무가 있습니다.

환자는 한 인간입니다. 그렇기에 이해와 인정을 받고 싶어합니다. 더구나 일생에서 가장 큰 벽에 부딪혔을 때라면 그 정도가 더욱 격렬할 것입니다. 의사는 충분한 시간을 갖고 환자가 궁금해하는 점들을 이해하고 받아들일 때까지 설명해주어야 합니다. 이때에도 의사는 환자와 환자 가족을 배려하는 마음을 적극적으로 표현하는 것이 좋습니다.

의사는 불쑥 심각한 소식을 전하기보다 환자가 충격을 추슬러가며 사실을 받아들일 수 있게끔 조금씩 강도를 높여가면서 천천히 사실을 알리는 것이 바람직합니다. 이때에도 의사는 외래어와 의학 전문용어의 사용을 자제하고 우리말로 쉽게 풀어 환자에게 사실을 전하는 것이 필요합니다. '암'이라든가 '말기' 혹은 '죽음' 같은 강한 용어보다는 정확한 사실을 전해주되 부드러운 용어를 사용하는 것이 좋습니다.

의료진은 환자나 가족이 보이는 격렬한 반응이 정상적이라는 것을 당사자들에게 알려줄 의무가 있습니다.

말기 질환이라는 나쁜 소식을 들을 때 환자나 가족이 격렬한 반응을 보이는 것은 지극히 정상입니다. 이때 의사는 환자나 가족에게 그런 반응이 정상이라는 점을 알려주어야 합니다. 아울러 새로운 소식에 적응할 수 있는 시간을 충분하게 주고 의료진이 환자와 가족을 끝까지 도울 것이라는 사실을 명확하게 알려 환자 스스로 소외되었다는 느낌이 들지 않도록 해야 합니다.

이때 세심하게 주의해야 할 일이 있습니다. 바로 의료진이 환자에게 통증과 같은 불편한 증상을 최소로 줄이겠다고 약속하는 일입니다. 말기 질환을 알게 된 환자는 자신이 극심한 고통 속에서 죽어갈지도 모른다고 생각해 극도의 공포감에 휩싸입니다. 의료진은 이런 공포감을 누그러뜨려야 합니다. 말기 질환 환자에게는 최후까지 의료진이 자신에게 전력을 다할 것이라는 믿음이 유일한 희망일 수 있습니다.

말기 질환 사실을 알리는 바람직한 방법

의료진은 환자 스스로 낙담하고 자책하지 않도록 충분히 배려해야 합니다.

말기 질환으로 진단받으면 여러 가지 자책으로 괴로워하는 환자들이 많습니다. 예를 들어 과음이나 흡연 때문에 혹은 어떤 나쁜 생활 습관으로 암이 생긴 것 아닌가 하고 심하게 자책합니다. 이때 의사는 환자에게 암이란 것이 특별히 한두 가지의 잘못으로 생긴 게 아니라는 사실을 설명해주어 지나간 일에 미련을 두지 않도록 해야 합니다.

의료진은 환자의 남은 수명(시간)을 성급하게 단정해서는 안 됩니다.

말기암 환자가 앞으로 정확히 얼마나 더 살 수 있는지는 아무도 알 수 없습니다. 의료진이 말하는 예상 수명은 여러 말기암 환자의 생존 기간을 평균치로 낸 것이라 모든 환자에게 들어맞는 것은 아닙니다. 따라서 의료진은 환자가 이 평균치에 집착하지 않도록 충분히 설명해주어야 합니다.

말기 질환 사실을 알리는 바람직한 방법

의료진은 환자와 가족에게 호스피스 병동이나 임종간호를 권할 수 있습니다.

호스피스와 임종간호는 환자의 고통을 줄이고 환자가 인간다운 삶의 질을 유지하면서 마지막 순간을 평안하게 맞도록 도와주는 의료 행위입니다. 이 결정은 수술이나 항암제 투여, 방사선 치료 등과 같은 치료법이 아무런 효과가 없다는 진단이 나왔을 때에만 내릴 수 있습니다. 여기에는 물론 환자 자신과 가족의 동의가 있어야 합니다.

의료진은 가족 없이 홀로 말기 질환 선고를 듣게 되는 환자를 충분히 배려해야 합니다.

예전에는 일가친척들이 모두 모여 어려운 일을 함께 맞이했으나 지금은 핵가족화가 빠르게 진행되어 말기암 통보를 들을 사람이 환자 본인밖에 없을 때가 자주 있습니다. 이때는 의료진이 사전에 기본 정보를 제공하는 것은 물론이고, 증상이 발현하기 전에 본인 스스로 준비할 수 있도록 세심하게 통보하는 배려가 필요합니다.

의료진이 환자에게 말기 질환 소식을 전하는 바람직한 방법 _예시

우선 환자와 가족에게 사전에 치료 경과와 계획을 설명할 테니 함께 듣고자 하는 가족이 있으면 모두 참석하게끔 시간과 장소를 알려줍니다. 이때 시간에 쫓기지 않도록 바쁜 외래시간을 피해 마지막 순서에 약속을 정하든지 별도 상담 시간을 마련하는 것이 좋습니다. 그리고 환자의 사생활이 존중되는 상담실이나 진료실에서 상담하는 것이 바람직합니다.

의사: 어서 오십시오. 저는 환자 분의 담당의사 ○○○입니다. 오늘 참석하신 분들은 어떻게 되시죠?

환자: 제 처와 큰아들입니다.

의사: 그러시군요. 부인은 몇 번 뵌 것 같은데 오늘은 아드님도 시간을 내셨군요. 어제까진 춥더니 오늘은 많이 풀렸네요. 오시는 길이 힘들진 않으셨는지요?

부인: 네, 많이 따뜻해져서 괜찮았습니다.

(면담 도입부에서 바로 나쁜 소식을 전하지 말고, 긴장을 풀어 줄 수 있는 가벼운 담소를 하면서 신뢰관계를 쌓도록 합니다.)

말기 질환 사실을 알리는 바람직한 방법

의사: 오늘 환자와 가족을 뵙자고 한 건 그간의 치료경과도 설명하고 앞으로의 계획도 환자분과 함께 세우고자 해서입니다. 오늘 여기서 그동안 궁금하셨던 것들을 충분하게 설명 드리겠습니다. 궁금하셨던 것이 있으면 설명 도중에 얼마든지 질문하셔도 됩니다. 환자분은 그동안의 치료과정을 얼마나 알고 계십니까?

환자: 작년 3월에 위암 진단을 받고 선생님이 하라는 대로 열심히 항암치료를 했지요. 중간에 항암제도 두세 번 바꾸고……. 근데 요즘은 영 식사를 못하겠어요.

부인: 밥을 잘 못 넘기셔서 간신히 죽 반 그릇 정도 드세요.

의사: 네, 식사를 못하셔서 저희도 걱정입니다. (환자와 가족이 걱정하는 부분에 대해 공감해준다.) 아시다시피, 환자분은 작년 3월에 위암 진단 시 암세포가 위를 벗어나 간까지 옮겨가 제4기 판정을 받으셨습니다. 그래서 수술은 못하고 생명 연장을 위한 항암치료만 해오셨습니다. 그런데 첫 치료제가 듣지 않았을 뿐만 아니라 간에 전이된 것이 악화해 지난해 10월에 약을 바꾸었습니다. 그런데 이 약이 부작용이 심해 다시 세 번째로 약을 바꾸었지요.

환자: 맞아요. 제가 주사로 그 약을 맞고 나서 너무 힘이 들어 응급실을 몇 번이나 다녀갔었습니다. 그때는 정말 힘들었습니다.

말기 질환 사실을 알리는 바람직한 방법

의사: 맞습니다. 항암제를 바꿀 때는 약이 듣지 않는다고 판단되거나 부작용이 클 때 바꾸게 되지요. 그러나 효과를 기대할 수 있는 항암제가 더 없다거나 체력이 약해져 항암제를 쓰는 것이 오히려 해가 된다고 판단되면 적극적인 치료보다는 증상을 완화하는 완화치료를 추천해 드립니다. 이번에 찍은 CT를 보니까, 말씀드리기 어렵지만, 환자분의 복막에 암세포가 광범위하게 퍼져 장운동을 방해하고 있습니다. 그래서 앞으로 식사가 더더욱 어려워질 것으로 보입니다. 세 번째 약도 이제는 효과가 없는 것 같습니다. 애석하게도 이런 상황에서는 수술도 무의미하고, 항암치료도 더는 어려울 것 같습니다.

아들: 그렇다면 이제 치료방법이 없다는 것인가요?

Well Dying

의사: 안타깝게도 앞으로 적극적인 치료는 어려울 것으로 판단됩니다.

(이때 환자는 말이 없고, 부인은 눈물을 흘리는 경우를 생각해볼 수 있다. 의료진은 잠시 침묵을 유지하며, 부인이 휴지를 찾을 때 휴지를 건네준다. 이런 때를 대비해서 휴지를 미리 준비해두는 게 좋다. 이때 의사는 "저희도 마음이 많이 아픕니다" 혹은 "받아들이기가 쉽지 않으시지요?" 혹은 "힘드시지요" 하는 등의 위로를 할 수 있을 것이다.)

환자: ……그럼 얼마나 살 수 있습니까? 가을에 아들 결혼식이 있는데…….

말기 질환 사실을 알리는 바람직한 방법

의사: (잠시 침묵한다.) 저희가 최선으로 노력해보겠습니다만, 그동안의 경험으로 짐작해보면 몇 달이나 경우에 따라서는 몇 주 단위로도 생각해보셔야 할 것 같습니다.

부인: 그럼 이제 저희는 어떻게 해야 하나요?

의사: 이제부터는 적극적인 치료보다는 통증과 증상을 관리하면서 마음도 위로해주는 완화의료가 중요합니다. 인간으로서 품위 있게 삶을 마무리하실 수 있도록 도와드리는 것이 완화의료입니다. 또한, 어느 때보다도 가족들의 역할이 중요해질 겁니다. 저희가 완화의료팀과 협력해서 환자분과 가족들을 최선으로 돕겠습니다. 완화의료팀과 상담을 연계해 드릴 수 있는데 괜찮으시겠습니까?

환자: 네, 그런데 오늘은 정신이 없네요. 다음에 상담해도 될까요?

의사: 그러세요. 언제든지 궁금한 것이 있으면 상담 시간을 잡도록 하겠습니다. 오늘은 어려운 이야기를 들으셔서 다들 힘드실 것으로 생각됩니다. 좀 더 시간을 가지신 후 연락을 주시면 추가로 면담하도록 하겠습니다. 그럼 조심해서 들어가십시오. (이때 가능한 한 문밖까지 배웅하며 정중하게 인사합니다.)

말기 질환 판정을 받은 환자에게 도움이 되는 글

죽음을 삶의 한 과정으로 받아들이기

우리가 죽음 앞에 섰을 때, 죽음을 부정하거나 회피할 필요는 없습니다. 죽음은 삶의 한 과정입니다. 우리는 죽음을 긍정적이고 적극적으로 대처해야 합니다. 죽음은 결코 끝이 아니라 새로운 시작입니다.

죽음이 있기에 유한한 우리 삶은 더욱 소중하고 의미가 있습니다. 죽음을 삶의 한 과정으로 받아들여 아름답게 임종을 맞이하는 것은 우주와 자연의 영원한 순환에 동참하는 모든 생명의 의무이자 권리입니다.

사람은 태어나 평생 성장합니다. 죽음은 그 마지막 성장의 기회입니다. 우리는 죽음 앞에 섰을 때 비로소 평상시 외면했던 질문을 던지게 됩니다.

Well Dying

나는 누구인가? 인생의 의미란 무엇인가? 죽으면 모든 것이 끝인가, 아니면 다른 어떤 것이 있는가? 신은 정말 있는가? 있다면 어떤 분인가? 등의 질문을 쏟아냅니다.

죽음을 앞두고 이런 질문을 던지고 답을 찾는 일은 매우 바람직한 태도이기에 죽음을 마지막 성장의 기회라고 하는 것입니다. 우리는 마지막 남은 시간을 허비하지 말고 자신의 삶과 죽음을 깊게 성찰할 시간을 가져야 합니다.

육신으로 살아갈 수 있는 기간이 몇 개월 남지 않았다는 것을 알게 되었을 때, 환자는 삶의 양이 아니라 삶의 질을 훨씬 중요하게 생각하게 됩니다.

말기 질환 판정을 받은 환자에게 도움이 되는 글

✈·›·›·›·›·›·›·›·›·›·›·›·‹·‹·‹·‹·‹·‹·‹·‹·‹·‹·‹·‹·✈

환자가 자신의 상황을 있는 그대로 받아들이면, 고통이 아니라 기쁨으로 삶을 새롭게 생각할 수 있습니다. 오히려 걱정하는 가족을 위로하면서 지금까지 발견하지 못했던 삶의 의미를 발견하고 기쁨을 느낄 수 있습니다.

무엇보다 피동적으로 죽음에 끌려다니는 것이 아니라 적극적으로 죽음을 맞이해야 합니다. 죽음을 준비하는 바람직하고 아름다운 마음을 갖고자 노력해야 합니다.

죽음을 준비하는
아름다운 마음 갖기

* 자신의 삶을 돌아보고 진정한 삶이 무엇인가 조용히 떠올려봅니다.

* 자신이 떠난 다음 남은 가족에게 누가 안 되도록 주변을 잘 정리합니다.

* 자신의 삶을 돌아보고 마무리가 안 된 인간관계가 있다면 그 사람과 화해합니다. 당사자를 만날 수 없다면 자신의 마음속에서라도 그 사람과 맺힌 마음을 풀고 털어냅니다.

말기 질환 판정을 받은 환자에게 도움이 되는 글

* 종교가 있다면 신앙생활에 더 충실하게 임합니다.

* 유언장을 작성한 후에는 유산 상속과 같은 세속적인 일에서 관심을 털어 냅니다.

* 죽음 이후의 삶이 있다는 믿음을 가지고 그 주제를 공부하면서 사후를 적극적으로 준비합니다.

Well Dying

* 아직 남은 능력으로 이웃에게 베풀 수 있는 일이 있는지 생각해보고 실천에 옮겨봅니다.

* 무의미한 연명치료에 집착하지 않습니다.

* 가족이나 의료진을 비롯한 주위 사람에게 무리한 요구를 하지 않습니다.

말기 환자를 돌보는 가족에게 도움이 되는 글

살아온 삶의 의미와 가치 나누기

환자의 삶이 얼마 남지 않았다 하더라도 가족들이 할 수 있는 일은 많습니다. 우선 환자와 더불어 온 가족이 함께 기뻐했던 일을 떠올리면서 환자가 임종한 후에도 항상 고인을 생각하고 사랑할 것이라는 확신을 심어줍니다. 아울러 환자의 삶에서 의미 있고 가치 있던 일들을 서로 확인하면서 환자가 헛된 삶을 산 것이 아니었음을 되새겨봅니다. 이때는 얼마 남지 않은 생에서 하루하루 긍정적이고 적극적으로 삶의 의미를 찾을 수 있게끔 함께 노력하는 것이 중요합니다.

환자와 마지막 시간을 보내는
가족이 해야 할 일

* 환자가 편하고 아름다운 죽음을 맞이할 수 있도록 죽음을 준비하며 서로 많은 이야기를 나눕니다.

* 환자 옆에 끝까지 함께 있을 것이라는 확신을 심어줍니다.

* 임종 뒤에도 종교의례 등으로 고인을 계속 기억할 것이라 약속합니다.

말기 환자를 돌보는 가족에게 도움이 되는 글

* 환자 앞에서 다른 사람을 헐뜯거나 쓸데없이 세속적인 일을 언급하지 않습니다.

* 환자가 자괴감이나 수치감, 죄의식 등을 갖지 않게끔 세심하게 주의합니다.

* 환자에게 좋은 구절이 있는 경전을 읽어주거나 평화와 안식의 기도를 자주 해줍니다.

* 환자가 좋아했던 책의 문장을 골라 읽어주거나 평소에 좋아하던 음악을 들려줍니다.

* 환자의 몸이 깨끗하게 유지될 수 있도록 지속적으로 관리해줍니다.

* 환자의 작은 바람도 간과하지 말고 성의 있게 들어줍니다.

임종 직전, 죽음이 가까웠을 때의 증상

삶의 마지막을
편안하게 준비하기

죽음이 가까워지면 신체, 감정, 정신에 자연스러운 증상들이 나타납니다. 여기 설명한 증후와 증상들이 모든 사람에게 똑같이 일어나는 것은 아니고 증상의 순서도 조금씩 다릅니다. 그러나 그간의 경험과 연구로 우리의 신체가 삶의 마지막 날 보이는 증상을 몇 가지로 정리해보면 다음과 같습니다.

임종이 가까웠을 때
나타나는 변화들

음료나 음식 섭취가 눈에 띄게 줄어듭니다.

죽음을 맞이하는 사람은 보통 먹고 마시는 데에 흥미가 없어집니다. 이때는 음식을 억지로 먹여서는 안 됩니다. 삼키는 능력이 떨어지기에 음식 섭취가 오히려 사레를 들게 할 위험이 있기 때문입니다. 환자가 먹고 싶어할 때만 적은 양을 천천히 앉은 자세에서 섭취하게 해야 합니다. 환자가 음료를 마신 후 기침을 하면 음료를 강요하지 않는 것이 좋습니다.

임종 직전, 죽음이 가까웠을 때의 증상

환자가 식욕을 잃고 음식 섭취를 중단하는 것은 임종의 자연스러운 과정입니다. 언제쯤 음식이나 음료를 받아들일 수 없게 되는지는 당사자가 스스로 느낍니다. 과도한 음식 섭취나 수액 공급(링거)은 오히려 환자를 힘들게 할 수 있습니다. 탈수 상태는 서서히 진행되며 몸 안의 수분 때문에 몸이 붓는 것을 막아주어 환자를 편안하게 만듭니다. 그러나 탈수가 심해져 입안이 마르면 젖은 거즈로 적셔줍니다. 이때도 거즈에 물기가 많으면 사레가 들 위험이 있으므로 주의해야 합니다. 또 마른 입술은 글리세린을 발라 촉촉하게 해주는 것이 좋습니다.

잠자는 시간이 많아지거나 의식을 자주 잃게 됩니다.

죽음이 임박한 사람은 잠자는 시간이 늘어나고 말이 없어지며 외부 자극의 반응도 약해집니다. 기력이 쇠해 일어나 앉는 것 자체가 어려워지기도 합니다. 이것은 정상적인 변화입니다. 환자가 잠을 많이 자면 환자를 깨우지 않는 것이 좋습니다. 또한, 여러 사람이 큰 소리로 말하거나 서성거리면 환자가 피곤해하거나 혼란스러워합니다. 한두 사람씩 조용히 환자 옆에 앉아 환자의 손을 잡고 부드럽게 이야기하는 것이 좋습니다. 그리고 방 안의 조명은 부드럽게 유지하고 평소 환자가 좋아하는 음악을 틀어주거나 좋은 글귀 혹은 환자가 좋아하는 종교 경전을 읽어주는 것이 좋습니다.

임종 직전, 죽음이 가까웠을 때의 증상

임종을 준비하는 환자에게는 무엇을 해주는 것보다 함께 있어주는 것으로 충분합니다. 의식이 없는 환자라도 주변의 이야기는 다 들을 수 있습니다. 인간의 청각은 가장 오랫동안 남아 있는 감각이기에 환자가 의식 불명 상태라도 외부의 소리를 들을 수 있습니다. 따라서 늘 좋은 이야기를 들려주고 환자의 옆에서 말을 조심해야 합니다.

불안한 행동을 반복해서 보이게 됩니다.

죽음이 임박한 사람은 안절부절못하는 등 불안한 행동을 반복해서 보이기도 합니다. 이는 뇌에 산소 공급이 부족하거나 신진대사에 변화가 생길 때 보이는 자연스러운 증상입니다. 따라서 놀라거나 제지하려 할 필요는 없습니다.

임종자는 지금이 언제인지, 여기가 어디인지 혼란스러워하면서 불안해하고, 가족조차 알아보지 못할 수 있습니다. 이럴 때에는 환자에게 내가 누구인지 아느냐고 자꾸 다그쳐 묻기보다는 먼저 자신이 누구인지 말해주며, 차분하게 여기가 어딘지를 전하는 것이 좋습니다.

임종 직전, 죽음이 가까웠을 때의 증상

팔다리 혹은 머리를 가볍게 마사지해주는 것도 편안함을 느끼게 하는 좋은 방법입니다. 책을 읽어주거나 부드러운 음악을 들려주는 것 역시 마음을 차분하게 하는 데 도움이 됩니다. 다만, 중간에 조금씩 휴식시간을 갖는 것이 좋습니다.

Well Dying

허공에 대고 혼잣말을 하기도 합니다.

임종이 가까워지면 환자의 어머니나 아버지 등 이미 세상을 떠난 가족이 찾아왔다고 하거나 허공에 누군가 있는 것처럼 대화를 나누기도 합니다. 이런 현상은 동서고금에서 죽음이 임박한 환자에게 종종 일어나는 체험입니다. 이때도 억지로 진정제를 투여한다거나 정신 차리라고 나무란다든가 해서 환자를 위축시켜서는 안 됩니다. 가족의 눈에는 보이지 않더라도 환자의 체험을 인정해주는 것이 좋습니다. 그렇게 이해해주고 인정해주면 임종을 맞이하는 사람이 큰 위안을 느끼고 두려움과 불안이 줄어듭니다.

임종 직전, 죽음이 가까웠을 때의 증상

소변의 양이 줄고 색이 진해집니다.

임종자는 보통 소변 배출이 눈에 띄게 줄고 성분이 농축되어 색이 진해집니다. 이는 음료 섭취량이 줄고 신장의 기능이 잘 이루어지지 않아 생기는 현상입니다. 이 또한 임종의 자연스러운 과정입니다. 방광에 소변이 고여 환자가 요의를 느끼지만 않는다면 소변줄을 삽입하거나 수액을 과도하게 주입해 환자를 불편하게 하지 않는 것이 좋습니다.

호흡이 가빠지고 불규칙해집니다.

임종자의 호흡은 평소와 달리 비정상적으로 불규칙해질 수 있습니다. 빠르고 얕게 헐떡거리는 숨을 가쁘게 쉬기도 하며, 5초에서 30초 정도 숨을 쉬지 않다가 깊은숨을 몰아쉬는 식으로 숨을 쉬기도 합니다. 이러한 호흡의 변화는 심장과 폐 기능이 약해져 나타나는 증상입니다. 이럴 때 환자의 상체를 들어 올려주면 환자가 편안함을 느낍니다. 호흡곤란으로 답답해할 때는 선풍기나 부채를 이용해 부드러운 바람을 쐬어주는 것도 좋습니다

임종 직전, 죽음이 가까웠을 때의 증상

가래 끓는 소리가 잦아지고 커집니다.

임종자는 가래가 기도 뒤쪽에 모여 가슴으로부터 콜록거리거나 그르렁거리는 소리가 커질 수 있습니다. 가족들은 환자가 괴로워서 내는 소리라고 생각해 걱정을 많이 하지만, 이 무렵 환자는 의식이 저하되어 크게 고통을 느끼지 못하기도 합니다. 이때 기계식 흡입기로 과도하게 가래를 뽑아내는 것은 오히려 고통을 가중시킬 수 있기에 피하는 것이 좋습니다. 대신 침대의 윗부분을 올려주거나 베개를 받쳐 머리를 올려주고 머리를 옆으로 돌려 분비물이 흘러나올 수 있게 해주면 편안해질 수 있습니다. 아울러 젖은 거즈로 입안에 고인 분비물을 부드럽게 닦아주는 것도 좋습니다.

피부가 검거나 퍼렇게 변합니다.

임종자는 혈액 순환의 장애로 팔과 다리가 차가워지거나 뜨거워질 수 있고 피부가 검거나 퍼렇게 변화할 수 있습니다. 이는 부족한 혈액이 몸의 중요한 기관을 보호하려고 그쪽으로 집중하기에 나타나는 자연스러운 현상입니다. 그런가 하면 임종 임박 시 나타나는 불규칙한 체온은 뇌의 기능이 떨어졌다는 증거입니다. 만약 임종자가 추워하면 따뜻하게 담요로 덮어줍니다.

그러나 만약 임종자가 계속해서 이불을 걷어내면 가벼운 시트를 사용합니다. 임종자는 식은땀을 흘릴 수도 있고 몸에서 일어나는 많은 생리 변화 때문에 좋지 않은 냄새가 날 수도 있습니다. 그리고 심장박동과 맥박 역시 더 느려지거나 혹은 약하게 빨라지는 식으로 불규칙해질 수 있습니다.

떠나는 것 받아들이기와 작별인사

따뜻하고 편안한 마음으로 작별하기

마지막 순간이 임박해오면 임종자의 호흡과 심장박동이 약해집니다. 이 과정은 자연스러운 현상으로 의학적 응급상황이 아닙니다. 이때는 고통만 가중시키는 심폐소생술이나 인공호흡기 같은 불필요한 의학적 처치를 하지 않는 것이 좋습니다. 그보다는 가족들이 조용히 임종자의 곁을 지키는 것이 좋습니다.

죽어가는 사람은 가족 걱정으로 임종 기간이 길어질 수 있습니다. 이때 가족들은 임종자에게 "이제 우리 걱정은 하지 마시고, 다 내려놓으시고 편안히 떠나셔도 됩니다" 하고 안심시켜 편안하게 갈 수 있게 해주는 것이 바람직합니다.

Well Dying

임종자가 근심을 덜고 안심하도록 하는 일이야말로 가족이 줄 수 있는 마지막 사랑의 선물입니다. 반대로 가족들이 임종자가 떠나지 못하도록 붙들기도 하는데 이것은 결코 바람직한 일이라 할 수 없습니다.

작별인사를 할 때 환자가 많이 불안해하면 환자를 안고 대화를 나누는 것도 좋습니다. 눈물을 흘리는 것은 작별인사를 할 때 생기는 자연스러운 행동이므로 그것을 감추거나 사과할 필요는 없습니다. 눈물은 사랑의 표현이며 사랑하는 사람을 보낼 수 있도록 도와주는 증표나 서로에게 남겨주는 선물과도 같습니다.

마지막 순간에
편안하게 보내기

죽음의 순간이 되면 임종자는 숨을 쉬지 않게 되고 심장박동도 멈추게 됩니다. 시선은 고정된 상태로 눈꺼풀이 반쯤 열리고, 입은 턱 근육이 이완되어 벌어지게 됩니다. 그리고 신체가 이완됨에 따라 괄약근이 열려 장과 방광에 고여 있던 대변과 소변이 흘러나오기도 합니다.

임종자가 임종을 맞이하려 호흡을 모을 때에는 옆에서 큰 소리로 울거나 몸을 흔들면서 부르는 등 시끄럽게 하지 않습니다. 그런 모습은 임종자가 편안하게 죽음을 맞이하는 것을 방해하기 때문에 삼가야 합니다. 대신 마지막 순간까지 임종자의 손이나 얼굴을 어루만지면서 '사랑한다' 혹은 '미안하다' 등 미처 하지 못한 말을 조용히 건네면서 편안하게 보내는 것이 좋습니다.

충분한 작별의
시간 갖기

우리가 돌보던 사랑하는 이의 죽음은 의료상으로 응급 상황은 아닙니다. 만일 집에서 임종을 맞이한다면 경찰 혹은 119에 전화할 필요는 없습니다. 사랑하는 이가 임종한 후에는 도와줄 수 있는 사람에게 전화하거나 자신이 적응할 수 있는 시간을 갖는 것이 좋습니다. 또한, 환자가 특별한 감염성 질환이 없다면 임종 후 가족들이 시신 옆에 머무르면서 충분하게 작별의 시간을 갖는 것이 좋습니다.

병원에서 임종할 때는 가족들이 슬픔을 표현하고 마음을 추스를 여유도 없이 시신이 황급하게 영안실로 보내지기도 합니다. 따라서 병원이나 영안실 담당자와 미리 협의해 고인과 더 오랫동안 함께 있을 수 있게 사전 양해를 구해놓는 것이 좋습니다.

임종 직후에 유족이 해야 할 일

* 물수건으로 고인의 몸을 닦아주고 배설물이 나오면 처리해서 가능한 한 청결하게 유지합니다.

* 환자복을 벗기고 준비한 옷(평소에 환자가 좋아하던 옷)으로 갈아입힙니다.

* 머리를 빗기고 턱받이를 해줍니다.

Well Dying

* 고인의 자세가 뒤틀리지 않게 바르게 해줍니다.

* 마지막 인사 혹은 추억을 갖는 시간을 갖거나 종교의례를 행합니다.

망자 보내기, 장례

장례란 무엇인가

장례란 생명의 마지막 관문인 죽음을 두고 행해지는 의례 전체를 말합니다. 유족은 장례 절차를 거치면서 고인의 혼을 위무하고 죽음의 두려움을 극복할 수 있습니다. 장례는 가족구성원의 슬픔이나 고통을 완화하고 정신적 혹은 물질적 도움을 주며 가족이나 사회 공동체의 결속을 강화시켜 줍니다.

장례 장소의 결정

우리나라는 1990년대 초반까지만 하더라도 장례 장소로 집이 일반적이었으나, 현재는 대부분 장례식장에서 장례를 진행하고 있습니다. 장례식장은 현재 전국에 800여 개소가 있으므로 이동거리, 경제 여건, 예상되는 문상객 수 등을 고려해 식장을 미리 정해둡니다. 병원에서 임종하면 임종 후 그 병원의 장례식장을 이용하기도 합니다. 육체적으로 생명이 다한 신체는 부패가 시작되므로 장례 절차를 밟아 위생적으로 다루어야 합니다.

장법의 결정

시신을 매장 또는 화장할 것인가를 먼저 결정하고 이에 따라 묘지, 화장장, 봉안묘(납골묘) 등의 시설을 미리 알아봅니다.

매장은 집안의 문중·종중묘지 또는 가족묘지를 이용하거나 지방자치단체가 설치한 공설묘지 또는 재단법인 묘지를 이용할 수 있습니다. 그러나 지방자치단체마다 공설묘지가 설치되어 있지는 않습니다. 그러나 대부분의 공설묘지는 해당 지역 주민들에게만 제한적으로 제공되므로 사전에 확인이 필요합니다. 재단법인 묘지(공원묘지)는 어느 지역의 시설을 이용할지 미리 알아보고 접근성, 시설 수준, 가격 등을 검토하여 선택해야 합니다. 현행 장사법에서는 매장은 최장 60년까지이며 묘지의 사전매매가 제한되므로 관련 규정을 미리 알아둘 필요가 있습니다.

Well Dying

화장을 하려면 고인이 사망한 후에 곧바로 화장장을 예약해야 합니다. 그러나 화장 후 유골을 봉안묘, 봉안당(납골당) 등에 안치할지, 혹은 유골을 잔디, 화초, 나무 밑이나 그 주변에 묻는 등 자연으로 되돌릴지의 2차 장법을 미리 생각해두어야 합니다. 봉안묘, 봉안당 등에 안치하려면 공공시설이나 사설시설 중 한 군데를 선택해야 합니다. 봉안시설도 지방자치단체가 설치한 공공시설의 사용 여부와 사설시설의 사전 정보도 알아봐 시설의 위치, 시설 수준, 비용 등을 고려해 미리 준비해두어야 합니다.

장례 상담

장례는 비일상적인 일이므로 평소에 장례 절차를 다 알고 있을 수는 없습니다. 이때는 장례 전문가(대학의 관련학과, 장례 관련 시민단체 등)의 자문을 구하거나 장례식장의 장례 상담 담당자의 도움을 받을 수 있습니다. 상조회사의 회원으로 가입했다면 상조회사의 안내를 받을 수도 있습니다.

장례 절차 _3일장, 장례식장을 중심으로

사망 당일

* 사망 후 장례식장으로 가기 전에 병원에 사망진단서 또는 사체검안서 발급을 신청합니다. 이때는 5~7통 정도로 넉넉하게 신청하는 것이 좋습니다. 사고사나 사인 미상인 때는 관할 경찰서에서 발급한 검시필증이 추가로 필요합니다.

* 장례식장에 연락해 이용 여부를 확인하고 필요하면 운구 차량을 요청할 수 있습니다. 유족이 동행하여 장례식장에 운구한 다음, 고인을 안치실에 모십니다.

* 장례식장에서 빈소를 결정하고 임대차계약서를 작성합니다. 이때 빈소의 규모는 유족과 문상객의 예상 인원과 예산을 고려해 결정합니다.

망자 보내기, 장례

* 빈소에 미리 준비한 고인의 영정사진을 모셔놓고 제단에는 꽃 장식 등을 합니다. 수의, 관 등의 장례용품과 유족의 상복은 장례식장에서 적절하게 선택할 수 있습니다.

* 장례 절차를 원활하게 진행하려면 호상을 정하는 등 역할을 분담하고, 초상이 났음을 알리는 부고를 냅니다. 부고는 신문의 부고란을 이용하거나 인터넷, 휴대전화 등으로 사망일, 발인 일시, 발인 장소, 장지 등을 알립니다.

Well Dying

둘째 날

● 염습과 입관

입관 시간을 정하고 입관 전에 관, 수의, 부속품 등 장례용품을 준비합니다. 염습은 시신을 깨끗이 씻기고 수의를 입히는 절차인데 이때 유족들은 장례식장에 있는 염습실에서 장례지도사가 염습하는 과정을 참관합니다. 염습이 끝난 시신은 입관하여 다시 안치실에 안치됩니다. 입관 시에도 종교별로 입관 의식을 거행합니다.

망자 보내기, 장례

● 성복成服

입관 의식 후 유가족들은 상복을 갈아입고 상주는 완장을 착용합니다. 성복제成服祭는 빈소에서 갖습니다.

● 발인 준비

묘지, 화장장, 납골시설 등 장사 시설 이용에 필요한 서류를 준비하고 발인 전에 장례식장 이용료, 장례용품비 등을 정산합니다.

셋째 날(발인)

* 고인이 잠든 관을 빈소에서 장지 또는 화장장으로 운구하는 절차를 밟습니다. 빈소에서 장지로 떠나는 것을 발인이라 하는데, 발인 전에 장지 등에서 사용할 물품을 준비하고 장의 차량을 확인하며 운구할 사람(6~8명)을 결정해둡니다. 운구는 대개 친지들이나 직계 자녀의 친구들이 하게 되며, 운구할 사람이 없을 때는 운구 인력 서비스를 장례식장에 요청할 수 있습니다. 발인 때는 종교에 따라 발인식을 갖습니다.

망자 보내기, 장례

* 빈소를 떠나 장지에 도착하면 매장에 따른 하관 절차를 진행합니다. 화장은 예약된 화장장에 도착하여 간단한 고별의식을 거친 후 화장하게 됩니다. 화장 후에는 유골함을 봉안시설 등으로 옮겨 안치합니다.

장례 후에 할 일

* 장례가 끝나면 삼우제를 지내고 탈상일 등을 정합니다.

* 매장신고서는 매장 후 30일 이내에 매장지를 관할하는 시장, 군수, 구청장 등에게 제출해야 합니다.

* 사망 후 1개월 이내에 사망증명서류, 고인의 주민등록증, 신고자 도장을 준비해 주민센터 등에 사망신고를 합니다.

고인을 보낸 이의 슬픔을
치유하는 데
도움이 되는 글

슬픔의 단계를 충분히 겪으며
일상으로 돌아오기

사랑하는 사람을 저세상으로 보내고 남은 사람들은 말할 수 없는 큰 슬픔에 휩싸입니다. 크나큰 상실의 슬픔은 마음도 몸도 아프게 하는데 이와 같은 슬픔과 아픔은 일시적으로 끝나는 것이 아니라 여러 단계를 거쳐 오랫동안 지속합니다.

따라서 남은 사람들은 이 과정을 잘 이해해 슬픔을 슬기롭게 극복하고 일상의 삶으로 돌아오도록 노력해야 하는데 이때는 주위의 도움이 필요합니다.

우리는 일상적인 삶에서도 여러 가지 형태로 상실의 슬픔을 겪습니다. 따라서 슬픔은 정상적인 삶의 자연스러운 부분이라 할 수 있습니다. 그러나 사별의 상실은 무엇과도 비길 수 없고, 마치 기나긴 터널을 지나는 것과 같이, 남은 사람을 암울하게 만듭니다. 터널의 입구가 고인의 죽음을 예견하는 단계라 한다면 터널을 빠져나온 후는 새로운 삶을 시작하는 단계라 할 수 있습니다.

이렇게 볼 때, 고인의 죽음으로 겪는 슬픔과 고통은 어두운 터널을 여행하는 것과 비슷하다고 할 수 있습니다. 겪고 싶지 않아도 반드시 겪어야 하는 이 여정은 그 내용과 정도가 고인이 어떻게 죽었느냐에 따라 다르고 고인과의 관계가 얼마나 깊었는지에 따라 달라지지만 대체로 다음과 같은 과정으로 진행됩니다.

이 단계는 학자에 따라 다양한 의견이 있지만 여기서는 그간의 연구 결과를 간단하게 3단계로 정리했습니다.

사별 초기 단계 : 충격과 좌절 단계

사별의 초기 단계는 보통 몇 주에서 1~2개월 정도 이어집니다. 이 기간에는 큰 충격을 받아 고인의 죽음을 받아들이지 못하거나 믿지 못하는 멍한 상태로 있게 됩니다. 이때 유족은 종종 고인의 죽음에 책임이 있다고 생각하는 사람에게 분노를 표출하기도 합니다. 아울러 유족은 고인을 생각하며 '그때 그렇게 할걸' 혹은 '하지 말걸' 하는 식으로 강하게 자책하기도 합니다.

그런가 하면 때때로 내면에서의 좌절과 혼란으로 감정 조절이 어려워 감정의 격변이 일어날 수 있고 매사에 민감하게 반응할 수 있습니다.

Well Dying

또한, 현실 망각이나 집중력 저하, 무감각, 멍한 상태, 무기력증과 같은 증상들도 나타날 수 있습니다. 신체적으로는 실신이나 호흡 곤란 등 급성 쇼크 증상이 나타날 수 있고 몸이 떨린다거나 구역질이 나고 입이 마르고 자주 한숨을 쉬고 쉽게 깜짝 놀라고 잠이 안 오는 등과 같은 이상 증상이 생기기도 합니다.

이런 상태라면 우선 현실을 수용하는 것이 중요합니다. 즉 고인의 죽음을 사실로 받아들이는 것입니다. 아울러 몸과 마음에 생기는 이상 증상들을 정상적인 것으로 받아들일 필요가 있습니다. 이상 증상들은 자연스럽고 일시적인 현상입니다. 이때는 단순하게 몸이 시키는 대로 맡기면 됩니다. 즉 피곤하면 자고, 울고 싶으면 울고, 먹고 싶으면 먹는 것이 좋습니다.

사별 중간 단계 : 고독과 우울 단계

첫 번째 단계가 지나면 고독과 우울의 상태에 빠지게 됩니다. 가족이나 친구들과 같이 있어도 고독을 느끼고 하염없는 슬픔에 휩싸입니다. 크게 실망한 나머지 자살을 생각할 정도로 절망 속에 빠지거나 무력해져 새로운 일을 계획하거나 시작할 수 없게 됩니다. 이런 무기력한 상태는 다른 단계보다도 가장 오래갑니다.

이런 상태에서는 삶과 일에 의욕을 잃어버리는 경우가 많습니다. 직장에 장기간 나가지 못할 수도 있고 자신의 치유보다 고인을 생각하는 데에 더 많은 시간을 보냅니다. 고인의 옷을 계속해서 만지는 등 고인의 유품을 가까이에 두고 슬픔을 곱씹기도 합니다.

Well Dying

이런 슬픔이 길어지면 면역력이 약해져 감기나 위장병, 두통, 불면, 설사, 고혈압 등 다양한 질병에 걸리기도 합니다. 이런 상태는 어느 정도 지속할 수 있지만, 1년이 넘어서까지 계속된다면 누군가의 도움을 받아야 합니다.

사람들과의 접촉을 피하지 말고 누군가의 도움이 필요하다는 것을 인정해야 합니다. 평소 믿고 지내는 가까운 친구를 불러 자신의 감정을 표현하면서 가사 문제나 유품 정리 등 구체적인 문제에서 실질적인 도움을 받거나 이해와 교감을 나누는 것도 좋은 방법입니다.

사별 극복 단계 : 수용과 적응 단계

사랑하는 사람이 죽었다는 사실을 받아들이고 수용하는 단계로 들어가는 데에는 보통 1년여가 필요합니다. 그러나 자식을 잃었을 때나 평소 고인에게 애착이 강했다면 그 이상의 시간이 걸리기도 합니다. 경우에 따라서는 평생 지속될 수도 있습니다.

사별 극복의 단계에서 유족은 슬픔이 여전히 남아 있긴 하지만 삶이 제자리로 돌아갈 수 있다는 가능성을 인지하기 시작합니다. 끝날 것 같지 않던 사별의 고통이 점차 줄고 마음 한구석에서 고인 없는 삶이 가능하다는 목소리가 들려옵니다. 자신의 삶을 새롭게 만들어갈 수 있고 희로애락이 교차하는 일상의 삶으로 돌아갈 수 있다는 것을 알게 됩니다.

Well Dying

사별은 슬픈 일이지만 부정적인 것만은 아닙니다. 우리는 사별이라는 충격적인 사건에서 '삶과 죽음의 궁극적인 의미', '자신과 타인의 관계', '참 자신 혹은 신은 무엇인가'와 같은 근본적인 질문을 던지게 됩니다. 그렇기에 사별의 체험은 인격 성숙과 성장의 계기가 될 수 있습니다.

사별의 슬픔을 극복하고
새로운 삶을 계획하는 데 도움이 되는 글

슬퍼할 만큼 슬퍼하시기 바랍니다.

슬픔은 나약함의 표출이 아닙니다. 애도의 과정(임종, 장례식, 탈상 등)에서 충분하게 슬픔을 표현하는 것이 좋습니다. 울고 싶을 만큼 우는 것이 더 빨리 회복하고 강해지는 길입니다. 언제까지 슬퍼해야 할지는 내 마음과 몸만이 알고 있으니 재촉하지 말고 스스로 너그럽게 대하시기 바랍니다.

감정을 있는 그대로 받아들이시기 바랍니다.

고인을 떠나보내는 일은 생각보다 어렵고 고통스럽습니다. 그 큰 고통을 잊으려면 많은 시간이 필요합니다. 절망감, 그리움, 낙심 등의 감정이 생기는 것을 인정하고 그 감정을 있는 그대로 받아들이시기 바랍니다.

고인을 보낸 이의 슬픔을 치유하는 데 도움이 되는 글

마음의 고통을 가까운 사람과 나누시기 바랍니다.

사별을 하면 고인이나 자기 자신을 생각하면서 불쑥불쑥 마음의 고통을 느끼게 됩니다. 공허감, 분노, 불안, 무력감, 슬픔, 자책감, 수치감, 외로움 등의 마음의 고통을 혼자서 견디려 하지 말고 말이나 글로 누군가에게 표현해보시기 바랍니다. 그리고 가까운 누군가가 도움을 주려 한다면 기꺼이 받아들여 고통을 나누시길 바랍니다.

Well Dying

일상생활의 패턴을 단순하게 짜고 규칙적으로 생활합니다.

슬퍼하는 일에는 에너지가 필요합니다. 이 힘을 얻으려면 규칙적인 운동이나 균형 있는 식사 등 단순하고 규칙적인 일상생활을 유지해야 합니다. 가능한 한 그동안 해오던 과다한 일을 줄이고, 충분한 휴식을 취하면서 건강을 관리하도록 합니다.

고인을 보낸 이의 슬픔을 치유하는 데 도움이 되는 글

고인과의 행복한 추억을 떠올리시기 바랍니다.

고인은 이미 사후의 세계로 돌아갔습니다. 이별의 고통스러운 상념들을 비우고 고인이 건강했을 때의 행복한 기억들로 그 자리를 채우시기 바랍니다.

영적인 활동에 관심을 기울이시길 바랍니다.

사별의 충격으로 평소 지녔던 가치관이나 신념 등이 흔들릴 수 있습니다. 천천히 시간을 두고 독서, 기도, 명상 등 영적인 활동으로 인생관을 다시 정립해보시기 바랍니다.

Well Dying

새로운 에너지로 새로운 생활에 도전해보시기 바랍니다.

그동안 미루어왔던 중요한 인생 계획을 새롭게 시작해보시기 바랍니다. 또 새롭게 목표를 세워 하나씩 실천해보시기 바랍니다. 친했던 사람들이나 새로운 사람들을 만나 사회적 활동, 취미생활을 시작해봅니다. 사별의 경험으로 얻은 통찰력과 지혜를 통해 이웃을 위해 의미 있는 봉사활동을 하는 것도 좋은 방법입니다.

유언장

실제 작성해서 보관할 수 있는 유언장 양식입니다.
잘못 쓰거나 수정할 것을 대비해 충분히 준비했으니
정성껏 유언장을 작성해 소중히 보관하시기 바랍니다.

사전의료의향서

실제 작성해서 보관할 수 있는 사전의료의향서 양식입니다.
잘못 쓰거나 수정할 것을 대비해 충분히 준비했으니,
정성껏 작성해 소중히 보관하시기 바랍니다.

유언장

- 이름　　　　　　　　　　　　　　　(인)

- 주민등록번호

- 주소

- 작성일

✤ 임종 방식

✤ 시신 기증이나 장기 기증 여부

✤ 임종 시 사전 의료 의향 여부

✤ 남기고 싶은 말

✤ 유산 상속

✤ 개인의 금융정보

✣ 원하는 장례 방식

원하는 매장 방식과 매장지가 있다면 밝혀둡니다.

종합 상조 가입 여부와 연락처 등을 구체적으로 밝혀둡니다.

부고를 보내 초청할 사람들의 범위와 연락처를 적어둡니다.

장례 형식에 특별히 바라는 내용이 있다면 밝혀둡니다.

원하는 장례예식이 있으면 밝혀둡니다.

사후 제사의 방식을 밝혀둡니다.

유 · 언 · 장

유 · 언 · 장

✣ 원하는 장례 방식

원하는 매장 방식과 매장지가 있다면 밝혀둡니다.

종합 상조 가입 여부와 연락처 등을 구체적으로 밝혀둡니다.

부고를 보내 초청할 사람들의 범위와 연락처를 적어둡니다.

장례 형식에 특별히 바라는 내용이 있다면 밝혀둡니다.

원하는 장례예식이 있으면 밝혀둡니다.

사후 제사의 방식을 밝혀둡니다.

✜ 유산 상속

✜ 개인의 금융정보

♣ 남기고 싶은 말

- 이름　　　　　　　　　　　　　　(인)

- 주민등록번호

- 주소

- 작성일

✢ 임종 방식

✢ 시신 기증이나 장기 기증 여부

✢ 임종 시 사전 의료 의향 여부

유언장

유 · 언 · 장

✣ 원하는 장례 방식

원하는 매장 방식과 매장지가 있다면 밝혀둡니다.

종합 상조 가입 여부와 연락처 등을 구체적으로 밝혀둡니다.

부고를 보내 초청할 사람들의 범위와 연락처를 적어둡니다.

장례 형식에 특별히 바라는 내용이 있다면 밝혀둡니다.

원하는 장례예식이 있으면 밝혀둡니다.

사후 제사의 방식을 밝혀둡니다.

✤ 유산 상속

✤ 개인의 금융정보

✤ 남기고 싶은 말

- 이름　　　　　　　　　　　　　　(인)

- 주민등록번호

- 주소

- 작성일

✣ 임종 방식

✣ 시신 기증이나 장기 기증 여부

✣ 임종 시 사전 의료 의향 여부

유언장

유 · 언 · 장

✣ 원하는 장례 방식

원하는 매장 방식과 매장지가 있다면 밝혀둡니다.

종합 상조 가입 여부와 연락처 등을 구체적으로 밝혀둡니다.

부고를 보내 초청할 사람들의 범위와 연락처를 적어둡니다.

장례 형식에 특별히 바라는 내용이 있다면 밝혀둡니다.

원하는 장례예식이 있으면 밝혀둡니다.

사후 제사의 방식을 밝혀둡니다.

✤ 유산 상속

✤ 개인의 금융정보

✤ 남기고 싶은 말

- 이름　　　　　　　　　　　　　　(인)
- 주민등록번호
- 주소
- 작성일

✤ 임종 방식

✤ 시신 기증이나 장기 기증 여부

✤ 임종 시 사전 의료 의향 여부

유언장

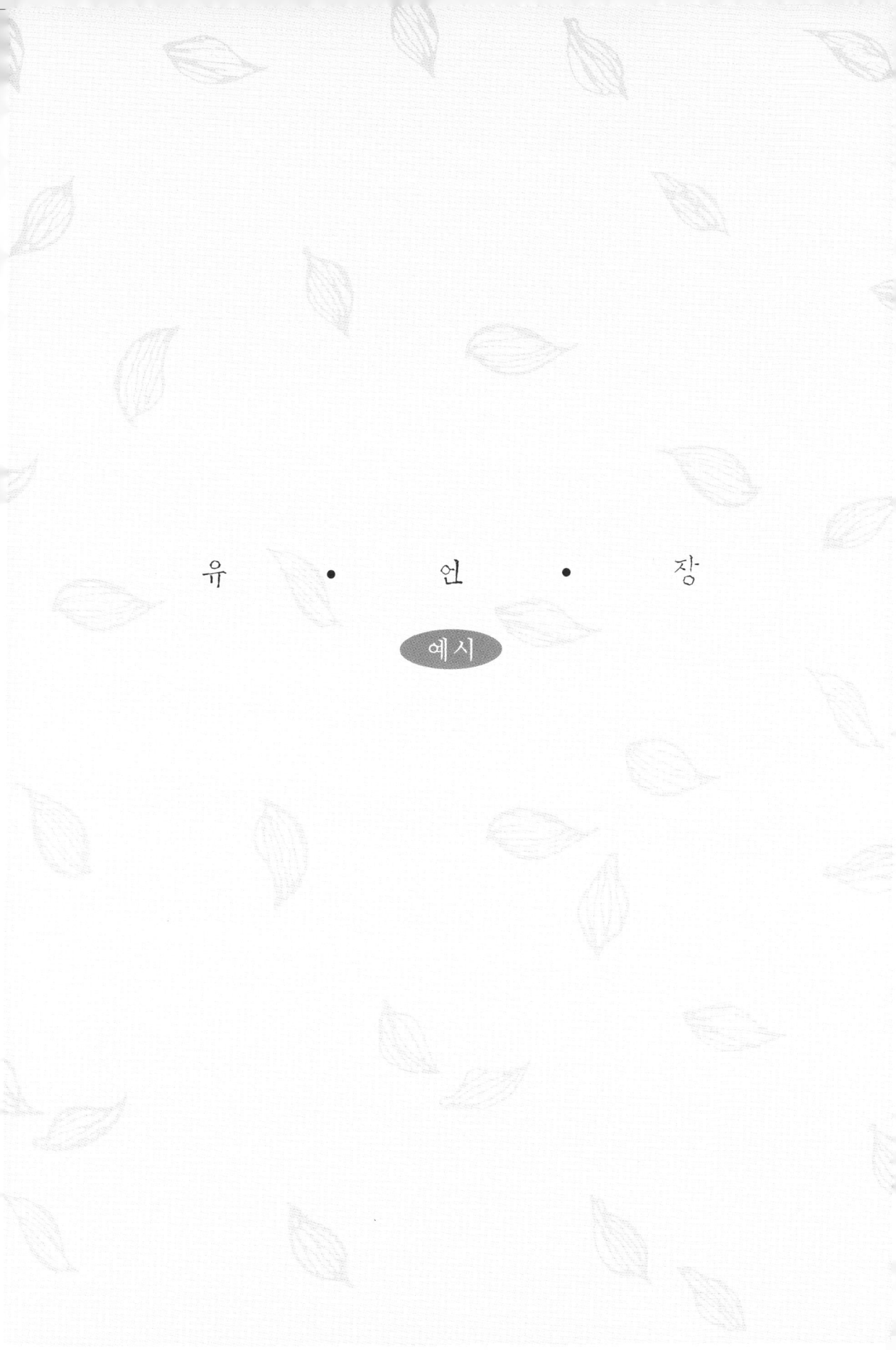

유 · 언 · 장

예시

✤ 원하는 장례 방식

- 저는 사후에 조상을 모신 선산에 묻히길 희망합니다.
- 저는 사후에 가족이 있는 ○○ 공원묘지에 묻히길 희망합니다.
- 저는 사후에 화장해 고향 뒷산 나무 아래 유골을 묻어주시길 바랍니다.

종합 상조 가입 여부와 연락처 등을 구체적으로 밝혀둡니다.

- 저는 ○○ 상조에 가입했습니다. 가입 증서는 개인 금고에 있으며 담당자의 연락처는 123-4567(○○○ 과장)입니다.

부고를 보내 초청할 사람들의 범위와 연락처를 적어둡니다.

- 장례 절차는 가족에게 전적으로 맡깁니다. 단, 아래 지인들은 특별히 꼭 연락해 저의 마지막 길을 기념해주었으면 합니다.
  ○○○ 010-1234-1234   ……….   ○○○ 010-1234-1234

장례 형식에 특별히 바라는 내용이 있다면 밝혀둡니다.

- 저의 사후엔 부고장은 가장 가까운 가족에게만 돌리고 오신 분들께는 부조금이나 현물, 화환을 받지 마시길 바랍니다.

원하는 장례예식이 있으면 밝혀둡니다.

- 장례예식은 가족의 뜻에 따라 진행하되, 조사는 친구인 ○○○ 에게 부탁해주었으면 합니다. 기타 절차는 될 수 있는 한 간소하게 치르길 바랍니다.

사후 제사의 방식을 밝혀둡니다.

- 제사는 기일과 생일 두 번만 간단한 종교예식으로 치르길 희망합니다.

✤ 유산 상속

- 지금 나의 명의인 ○○동 아파트는 장남 ○○에게, ○○군 소재 임야는 장녀 ○○에게 상속합니다. 그리고 예금은 ○○재단에 기부합니다.

  *저작권 등 기타 지적 재산권이 있다면 상속 대상을 구체적으로 밝힙니다.

✤ 개인의 금융정보

- 나의 주민등록증, 운전면허증, 여권은 책상 서랍 맨 아래 칸에 있습니다. 예금통장은 모두 5종으로 개인 금고에 있습니다. ○○동 아파트, ○○군 임야의 권리증서도 개인 금고에 있습니다. 주식이나 채권 등은 이미 처분했으며 채권 관계나 채무 관계도 남은 것이 하나도 없음을 밝힙니다.

  * 예금통장(은행명과 계좌번호와 비밀번호)도 적으시고, 주식이나 유사 금융상품의 권리증, 채권목록(서류와 비밀번호), 신용카드, 국민연금 가입 여부, 부동산 권리증서, 채무증서, 세금영수증, 자동차 등록증 보관 장소, 대출증서, 보험증서 등의 구체적인 것도 밝혀두시기 바랍니다. 그리고 개인적인 채무 관계 여부도 밝혀두시기 바랍니다.

✣ 남기고 싶은 말

평소에 하지 못했던 이야기를 마지막으로 남깁니다.(대상을 정확히 밝힐 수도 있고 가족 전부를 향해 할 수도 있습니다. 아울러 자신의 생사관을 서술해 남은 가족들에게 자신의 철학을 밝히면서 삶을 정리할 수도 있습니다.)

- 저는 한평생 후회 없는 삶을 살려 노력해왔습니다. 이제 죽음을 준비하며 사랑하는 가족에게 몇 가지 당부를 남기고자 합니다. 우선, 저의 죽음을 슬픔보다는 희망으로, 절망보다는 기쁨으로 맞이해주시길 부탁합니다. 이제 저의 육신은 땅으로 돌아가지만, 저의 정신과 영혼은 또 다른 세계를 향해 나아갑니다. 늘 여러분을 기억할 것이며 여러분도 그간 나눈 우리의 아름다운 사랑만을 기억해주길 부탁합니다. 그리고 건강하고 행복하게 남은 인생을 살아주길 부탁합니다. 사랑합니다.

- 이름   김철수   (인)
- 주민등록번호   123456 - 4567890
- 주소   서울 종로구 세종로 1가 0번지
- 작성일   2010년 12월 31일

✤ 임종 방식

생각해둔 임종 장소 (특별히 없다면 가족의 뜻에 맡긴다고 써둡니다.)

- 나는 임종 장소로 집이나 병원 어디든 괜찮고 자식들이 편안한 곳이면 좋습니다.
- 나는 시신 기증을 한 ○○ 대학병원에서 임종을 맞이하고 싶습니다.

✤ 시신 기증이나 장기 기증 여부

- 나는 이미 시신이나 장기를 기증했습니다. 기증은 ○○ 기관에 위탁했으며 제가 작성한 동의서는 내 방의 개인 금고에 있습니다.

✤ 임종 시 사전 의료 의향 여부

- 내가 혼수상태가 되어 의료행위를 결정할 수 없을 때, 무의미한 연명치료는 하지 말아주시기 바랍니다. 자세한 내용은 이미 사전의료의향서에 적어두었으며, 이 의향서는 본 유언장과 함께 개인 금고에 보관해두었습니다.

유언장

예시

이름: 김철수

✤ 말기환자의 연명치료에 대한 사전의료의향서(사전의료지시서) _예시

본인 (이름: 김철수)는 말기 질환 즉, 회생가능성이 없는 질환 상태라고 의료진이 판단할 경우, 가족과 의료진이 아래와 같이 해주기를 요청합니다.

의학적 처치 종류		원합니다	결정을 못했습니다	원하지 않습니다
특수 연명치료	심폐소생술			O
	인공호흡기 삽입			O
일반 연명치료(진통제, 영양공급 등)		O		
기타 (투석, 항생제, 혈액검사 수혈, 등)	투석			O
	항생제			O
	반복적인 혈액검사			O
	수혈			O

만약 위에 명시하지 않은 의학적 처치가 필요할 때, 본인이 의사 결정을 할 수 없는 상태이면, 본인의 생명 가치관을 충분히 이해하고 있는 대리인을 아래와 같이 지정하오니 의료진은 대리인과 상의해 결정하여 주십시오. 본인의 의도가 본인의 가족과 의료진에게 구체적이고 왜곡 없이 전달되어, 평소의 소망대로 임종을 맞이할 수 있도록 진행하여 주십시오. 또한, 위의 내용이 타인에 의해 변경되지 않고 표기한 대로 법적인 효력을 유지하기를 희망합니다.

본인

이름　　　김철수　　　(서명) 김철수

주민등록번호　123456-4567890

주소　　　서울 종로구 세종로 1가 0번지

전화번호　02-123-4567

대리인

이름　　　이영희　　　(서명) 이영희

환자와의 관계　본인의 (배우자)

주민등록번호　123456-4567890

주소　　　서울 종로구 세종로 1가 0번지

전화번호　02-123-4567

2010년 12월 31일　김철수　　　(서명) 김철수

✢ 말기환자의 연명치료에 대한 사전의료의향서 (사전의료지시서)

본인 (이름:)는 말기 질환 즉, 회생가능성이 없는 질환 상태라고 의료진이 판단할 경우, 가족과 의료진이 아래와 같이 해주기를 요청합니다.

의학적 처치 종류		원합니다	결정을 못했습니다	원하지 않습니다
특수 연명치료	심폐소생술			
	인공호흡기 삽입			
일반 연명치료(진통제, 영양공급 등)				
기타 (투석, 항생제, 혈액검사 수혈, 등)				

만약 위에 명시하지 않은 의학적 처치가 필요할 때, 본인이 의사 결정을 할 수 없는 상태이면, 본인의 생명 가치관을 충분히 이해하고 있는 대리인을 아래와 같이 지정하오니 의료진은 대리인과 상의해 결정하여 주십시오. 본인의 의도가 본인의 가족과 의료진에게 구체적이고 왜곡 없이 전달되어, 평소의 소망대로 임종을 맞이할 수 있도록 진행하여 주십시오. 또한, 위의 내용이 타인에 의해 변경되지 않고 표기한 대로 법적인 효력을 유지하기를 희망합니다.

본인

이름   (서명)

주민등록번호

주소

전화번호

대리인

이름   (서명)

환자와의 관계

주민등록번호

주소

전화번호

년   월   일   (서명)

✣ 말기환자의 연명치료에 대한 사전의료의향서(사전의료지시서)

본인 (이름:)는 말기 질환 즉, 회생가능성이 없는 질환 상태라고 의료진이 판단할 경우, 가족과 의료진이 아래와 같이 해주기를 요청합니다.

의학적 처치 종류		원합니다	결정을 못했습니다	원하지 않습니다
특수 연명치료	심폐소생술			
	인공호흡기 삽입			
일반 연명치료(진통제, 영양공급 등)				
기타 (투석, 항생제, 혈액검사 수혈, 등)				

만약 위에 명시하지 않은 의학적 처치가 필요할 때, 본인이 의사 결정을 할 수 없는 상태이면, 본인의 생명 가치관을 충분히 이해하고 있는 대리인을 아래와 같이 지정하오니 의료진은 대리인과 상의해 결정하여 주십시오. 본인의 의도가 본인의 가족과 의료진에게 구체적이고 왜곡 없이 전달되어, 평소의 소망대로 임종을 맞이할 수 있도록 진행하여 주십시오. 또한, 위의 내용이 타인에 의해 변경되지 않고 표기한 대로 법적인 효력을 유지하기를 희망합니다.

본인

이름   (서명)

주민등록번호

주소

전화번호

대리인

이름   (서명)

환자와의 관계

주민등록번호

주소

전화번호

        년   월   일   (서명)

✢ 말기환자의 연명치료에 대한 사전의료의향서(사전의료지시서)

본인 (이름:)는 말기 질환 즉, 회생가능성이 없는 질환 상태라고 의료진이 판단할 경우, 가족과 의료진이 아래와 같이 해주기를 요청합니다.

의학적 처치 종류		원합니다	결정을 못했습니다	원하지 않습니다
특수 연명치료	심폐소생술			
	인공호흡기 삽입			
일반 연명치료(진통제, 영양공급 등)				
기타 (투석, 항생제, 혈액검사 수혈, 등)				

만약 위에 명시하지 않은 의학적 처치가 필요할 때, 본인이 의사 결정을 할 수 없는 상태이면, 본인의 생명 가치관을 충분히 이해하고 있는 대리인을 아래와 같이 지정하오니 의료진은 대리인과 상의해 결정하여 주십시오. 본인의 의도가 본인의 가족과 의료진에게 구체적이고 왜곡 없이 전달되어, 평소의 소망대로 임종을 맞이할 수 있도록 진행하여 주십시오. 또한, 위의 내용이 타인에 의해 변경되지 않고 표기한 대로 법적인 효력을 유지하기를 희망합니다.

본인

이름   (서명)

주민등록번호

주소

전화번호

대리인

이름   (서명)

환자와의 관계

주민등록번호

주소

전화번호

년   월   일   (서명)

✣ 말기환자의 연명치료에 대한 사전의료의향서 (사전의료지시서)

본인 (이름:)는 말기 질환 즉, 회생가능성이 없는 질환 상태라고 의료진이 판단할 경우, 가족과 의료진이 아래와 같이 해주기를 요청합니다.

의학적 처치 종류		원합니다	결정을 못했습니다	원하지 않습니다
특수 연명치료	심폐소생술			
	인공호흡기 삽입			
일반 연명치료(진통제, 영양공급 등)				
기타 (투석, 항생제, 혈액검사 수혈, 등)				

만약 위에 명시하지 않은 의학적 처치가 필요할 때, 본인이 의사 결정을 할 수 없는 상태이면, 본인의 생명 가치관을 충분히 이해하고 있는 대리인을 아래와 같이 지정하오니 의료진은 대리인과 상의해 결정하여 주십시오. 본인의 의도가 본인의 가족과 의료진에게 구체적이고 왜곡 없이 전달되어, 평소의 소망대로 임종을 맞이할 수 있도록 진행하여 주십시오. 또한, 위의 내용이 타인에 의해 변경되지 않고 표기한 대로 법적인 효력을 유지하기를 희망합니다.

본인

이름   (서명)

주민등록번호

주소

전화번호

대리인

이름   (서명)

환자와의 관계

주민등록번호

주소

전화번호

      년   월   일   (서명)

✣ 말기환자의 연명치료에 대한 사전의료의향서 (사전의료지시서)

본인 (이름:)는 말기 질환 즉, 회생가능성이 없는 질환 상태라고 의료진이 판단할 경우, 가족과 의료진이 아래와 같이 해주기를 요청합니다.

의학적 처치 종류		원합니다	결정을 못했습니다	원하지 않습니다
특수 연명치료	심폐소생술			
	인공호흡기 삽입			
일반 연명치료(진통제, 영양공급 등)				
기타 (투석, 항생제, 혈액검사 수혈, 등)				

만약 위에 명시하지 않은 의학적 처치가 필요할 때, 본인이 의사 결정을 할 수 없는 상태이면, 본인의 생명 가치관을 충분히 이해하고 있는 대리인을 아래와 같이 지정하오니 의료진은 대리인과 상의해 결정하여 주십시오. 본인의 의도가 본인의 가족과 의료진에게 구체적이고 왜곡 없이 전달되어, 평소의 소망대로 임종을 맞이할 수 있도록 진행하여 주십시오. 또한, 위의 내용이 타인에 의해 변경되지 않고 표기한 대로 법적인 효력을 유지하기를 희망합니다.

본인

이름   (서명)

주민등록번호

주소

전화번호

대리인

이름   (서명)

환자와의 관계

주민등록번호

주소

전화번호

년   월   일   (서명)

한국인의 웰다잉 가이드라인

초판 1쇄 인쇄 2010년 10월 30일
　　2쇄 인쇄 2010년 11월 23일

지은이 한국죽음학회
펴낸이 박종화
펴낸곳 대화문화아카데미 대화출판사
출판등록 1976년 6월 24일 (제2-347호)
주소 110-848 서울 종로구 평창동 473-6
전화 02-395-0781~3 **팩스** 02-395-1093
홈페이지 http://www.daemuna.or.kr
이메일 tagung@daemuna.or.kr tagung@chol.com

ISBN 978-89-85155-32-8 03380

값 23,000원

* 이 책 내용의 무단 전재와 무단 복제를 금합니다.

이 도서의 국립중앙도서관 출판시도서목록(CIP)은 e-CIP
홈페이지(http://www.nl.go.kr/ecip)에서 이용하실 수 있습니다.
(CIP제어번호: CIP2010003759)